CARPEAUX

DISCOURS

prononcé sur la tombe

LE 29 NOVEMBRE 1875

PAR

Louis LEGRAND

MEMBRE DU CONSEIL MUNICIPAL DE VALENCIENNES
ET DU CONSEIL GÉNÉRAL DU NORD.

Prix : 50 centimes

Au Profit de la Souscription pour élever un Monument à CARPEAUX.

VALENCIENNES

G. Giard, Libraire-Editeur.

1875

CARPEAUX

CARPEAUX

DISCOURS

prononcé sur la tombe

LE 29 NOVEMBRE 1875

PAR

Louis LEGRAND

MEMBRE DU CONSEIL MUNICIPAL DE VALENCIENNES
ET DU CONSEIL GÉNÉRAL DU NORD.

Prix : 1 franc

Au Profit de la Souscription pour élever un Monument à CARPEAUX.

VALENCIENNES

G. Giard, Libraire-Editeur.

1875

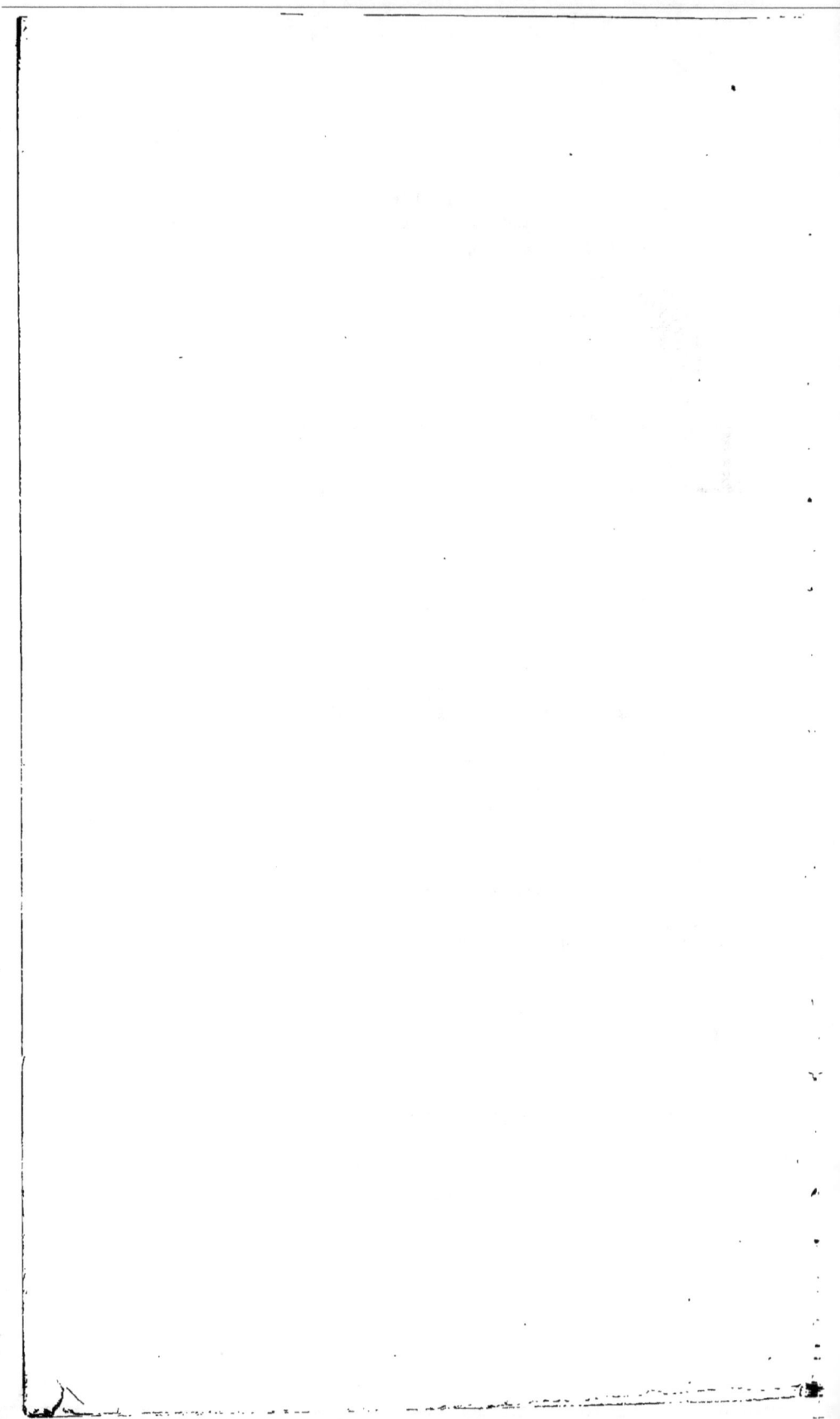

CARPEAUX

La mort d'un artiste comme Carpeaux a été un deuil
pour la nation tout entière. Mais elle est un deuil tout
particulier et plus intime pour la cité qui l'a vu naître,
qui l'avait formé et qui était fière de sa gloire, comme
une mère magnanime et tendre s'enorgueillit des succès
de son fils.

Pour comprendre la tristesse de Valenciennes, quand
elle perd un des artistes qui l'illustrent, il faut avoir
été le témoin de la joie enthousiaste qui fait cortége à
nos grands prix de Rome, lorsqu'ils rentrent en triomphe
dans leur ville natale. Ces sentiments ne sont pas ici
l'apanage d'une classe ; ils sont communs à tous les
habitants. Par un trait qui distingue vraiment Valen-

ciennes, dans ce chef-lieu de l'arrondissement le plus
avancé en agriculture et en industrie, l'amour des arts
et l'admiration pour les grands artistes valenciennois
sont une sorte de religion locale qui fait vibrer tous les
cœurs et qui ne compte pas de moins fervents adeptes
dans les boutiques et les ateliers que dans les salons. Il
n'existe peut-être pas, toutes proportions gardées, une
seule ville qui fasse pour les arts autant de sacrifices
que Valenciennes et qui en soit mieux récompensée. Est-
il besoin de rappeler les noms de Watteau, Pater, Saly,
Milhomme, Abel de Pujol, Henri Lemaire, Membré,
Guillaume, Moyaux, Crauck, Hiolle et tant d'autres ? Nos
Académies de peinture, de sculpture, d'architecture et
de musique sont une pépinière inépuisable d'où sortent
chaque année, pour l'École des Beaux-Arts, de nouveaux
lauréats. La Ville les pensionne durant leurs études, les
suit pendant toute leur carrière, applaudit et tressaille
à tous leurs succès et, après leur mort, recueille pieuse-
ment leurs restes et honore leur mémoire.

Cette partie douloureuse du rôle de Valenciennes,
nous venons tous la remplir aujourd'hui en restituant

ce qui reste de Carpeaux au sol natal. Ici, en effet, est né et a grandi l'immortel sculpteur qui nous est prématurément enlevé. C'est ici qu'il a senti poindre en sa jeune âme et qu'il a trouvé les moyens de cultiver les premiers germes de son incomparable talent ; il aimait à s'en souvenir avec tout le bon cœur d'un fils reconnaissant. « Je vous le dis les larmes aux yeux, écrivait-il dernièrement à un ami, je suis privé de tous mes moyens. Le crayon m'échappe des mains; mes ciseaux sont brisés avec ma vie. Il ne me reste plus que le souvenir de cette tendre et bonne ville de Valenciennes. Les rêves de gloire que j'avais formés pour elle sont anéantis par la maladie dont je suis frappé au milieu de ma carrière. » Ainsi qu'on le voit, Carpeaux était soutenu et exalté dans ses efforts par la pensée noblement ambitieuse de l'éclat qu'il voulait jeter sur sa ville natale. L'éclat ne se fit point attendre. A l'école de notre Abel de Pujol, de Duret et surtout du grand sculpteur qui a su faire chanter aux pierres de l'Arc-de-Triomphe les strophes entraînantes de notre hymne national, Carpeaux ne tarda pas à obtenir le grand prix de Rome.

Il subit profondément l'influence de l'Italie, et le triple charme des souvenirs, des chefs-d'œuvre et de la nature de ce magnifique pays. Il admira passionnément les statuaires de l'Antiquité et de la Renaissance et il en profita ; car l'admiration est un sentiment fécond. Son maître de prédilection fut Michel-Ange ; il ne parlait jamais, qu'avec une sorte de dévotion, du grand artiste, et aucune louange ne peut être plus douce à l'ombre de Carpeaux que de dire (ce qui est pleinement vrai) que le sculpteur valenciennois avait de commun avec le sculpteur florentin un amour impétueux et désintéressé de son art et qu'il a su prendre à Buonarotti quelque chose de son énergie sublime. On ne peut nier qu'il n'y ait des liens de parenté entre le Moïse et l'Ugolin affamé attendant la mort en voyant mourir ses fils, ou bien encore entre les colosses pensifs de la chapelle des Médicis et les géants au large front qui couronnent le pavillon de Flore.

Mais si Carpeaux étudia beaucoup les œuvres des maîtres, il étudia surtout la nature, qui est la grande maîtresse, et, s'il se plaisait à exprimer le pathétique en reliefs vigoureux, il excellait aussi à traduire toutes les suavités de la forme. Au fronton de ce même pavillon de Flore, n'a-t-il point, par une sorte de coquetterie d'un talent complet qui veut montrer à la fois sa force et sa douceur, su reproduire l'idéal même de la grâce, dans cette nymphe charmante qui s'épanouit en quelque sorte au milieu des enfants et des roses? Dans le même genre, ne pouvons-nous pas citer encore ces petits pêcheurs si finement modelés, qui sourient avec malice ou dont l'oreille espiègle demande au coquillage le souvenir des bruits tumultueux de la mer?

Une autre chose n'étonne pas moins que ce contraste d'un talent, tout ensemble si robuste et si délicat, c'est la fécondité de production de Carpeaux pendant un espace de temps relativement aussi court. Sa vie a été absorbée, enfiévrée, dévorée, on peut le dire, par la recherche ardente et laborieuse du beau.

Aussi chaque année voyait-elle sortir de cet atelier infatigable de nouvelles merveilles. Je ne puis énumérer ici tous ces bustes, qui reflètent si expressivement l'individualité du modèle, toutes ces statues qu'il a vivifiées de sa flamme.

Mais comment ne pas nommer le groupe de la Danse, à l'Opéra? Je sais que j'aborde un sujet contesté. Pourtant l'instinct public n'a pas hésité à admirer l'entrain, la fougue de ces adolescentes enivrées de jeunesse, dont la ronde joyeuse est dominée si harmonieusement par ce svelte joueur de tambourin. La vie, n'est-ce donc rien qu'on puisse dédaigner ceux qui savent l'inculquer au marbre avec cette puissance?

Sans doute la statuaire, n'ayant à sa disposition qu'une matière dure et d'une seule couleur et ne pouvant reproduire les formes qu'à un moment arrêté, ne peut guère, sans sortir de ses limites, se passer de calme; elle est plutôt faite pour exprimer le repos que le mouvement. Sans doute les Grecs, qui ont été et qui restent les premiers sculpteurs du monde, se sont sévèrement astreints à ces règles, et de là nous sont venues ces œuvres immortelles, d'une perfection si achevée, d'un style si pur, d'une sérénité si divine. Bien que l'idéal moderne ait un peu changé et se préoccupe surtout de l'expression, il faut convenir que ces règles antiques ont leurs raisons d'être générales, tirées de la nature des choses. Mais peut-on reprocher de sortir de ses rives, au fleuve qui les féconde? Il se peut que les groupes de Carpeaux aient quelquefois le tort de ne point se subordonner à l'effet architectural de l'ensemble et de faire, par leur exubérante vitalité, une concurrence discordante aux groupes voisins et au monument lui-même. Mais faut-il chercher querelle sur leurs procédés à ceux qui nous procurent une émotion élevée et repousser les chefs-d'œuvre que le génie crée contre les règles ?

Un groupe que je veux encore citer, c'est celui de l'Observatoire, parce qu'il donne une idée de la composition de Carpeaux. Rien n'était plus ingrat, en apparence, que la donnée : un globe terrestre soutenu par des femmes. Je tiens de Carpeaux lui-même que la conception de son groupe lui vint d'un ressouvenir du mot de Galilée devant l'Inquisition : *E pur si muove*. Et cependant elle tourne. C'est partant de cette lueur de génie qu'il a représenté quatre femmes reproduisant les quatre principaux types de la famille humaine et entraînées dans le mouvement de rotation de la terre qu'elles supportent.

Je ne dois pas tout rappeler dans les œuvres de Carpeaux ; mais il en est deux que je ne puis passer sous silence, parce qu'elles ont pour nous, Valenciennois, un intérêt spécial. Je veux parler de la statue de Watteau et de celle qui surmonte la façade de notre Hôtel-de-Ville. Dans cette femme nue, assise sur un canon, qui, les poings crispés et les cheveux au vent, oppose à l'ennemi une face si fière et une poitrine si résolue, Carpeaux a admirablement traduit l'héroïsme des canonniers valenciennois de 1793, et le sentiment français qui, plus récemment, inspirait la noble défense de la patrie en danger.

La statue de Watteau, dont notre Musée, déjà si riche, peut être fier, attend malheureusement encore le jour où, exécutée en marbre sur une de nos places, elle apparaîtra dans sa noble élégance. Les ressources nous manquent pour exécuter seuls cette statue et la fontaine ravissante qu'elle devait couronner. Espérons cependant que le patriotisme valenciennois et la générosité des admirateurs de Carpeaux sauront en trouver les moyens. Tout le monde a dit avant moi que la statue de Watteau était le plus beau monument qu'on pût élever à Carpeaux. C'est l'œuvre dernière, et c'était l'œuvre de prédilection du grand artiste. Il appelait souvent Watteau son maître. Le mot étonne d'abord ; mais on le comprend, lorsqu'on voit cette statue. La soie, dont est habillé le peintre des fêtes galantes, chatoie et se chiffonne comme dans ses propres tableaux, et les adorables enchanteresses de Watteau ne sont pas plus élégantes, quand elles s'appuient si mollement au bras de leurs gracieux compagnons ou s'étendent, pour deviser, sur le gazon des prairies. Mais le plus grand charme de l'œuvre est dans ce visage doucement triste, dans cet œil profond de l'artiste destiné à mourir jeune qui, au sein des plaisirs et des triomphes, en pressent la fin prochaine et qui veut au moins amasser un peu de gloire. En traduisant si noblement cette mélancolie, Carpeaux songeait-il à lui-même, à la similitude de sa trop courte destinée avec celle de notre grand concitoyen Watteau ?

Tout autorise, hélas ! à le croire. Car depuis plusieurs années, Carpeaux, quoiqu'il n'eût pas encore cinquante

ans, s'était senti atteint du mal cruel qui vient de nous
le prendre. La statuaire avait été pour lui, non un
métier, mais un art ou plutôt un culte. Il ne s'y était
point enrichi et les difficultés de l'existence s'ajoutèrent
douloureusement pour lui aux labeurs professionnels et
à des souffrances de toute sorte.

Les derniers jours si tristes de Carpeaux ont dû être
cependant adoucis et illuminés par cette pensée conso-
lante que, malgré la lutte et l'épreuve, tout cependant
n'était pas déception dans sa vie et que la gloire, qu'il
avait poursuivie d'une ardeur si pure, resterait fidèle
à sa mémoire.

Cette pensée ne te trompait point, pauvre grand
artiste. Va sans regrets contempler l'idéal que tu as
cherché toute ta vie. L'immortalité commence pour ton
nom, et ta ville en sera la gardienne. Nous étalerons
avec orgueil, aux yeux de l'étranger, les chefs-d'œuvre
dont ta libéralité reconnaissante a rempli notre Musée.
Nous ne pouvons plus montrer nos monuments détruits
pendant la Révolution pour la conquête de la liberté et
la rançon de la patrie ; mais comme Cornélie, nous mon-

trons nos enfants, et tu es un des plus illustres, toi, fils d'un maçon de Valenciennes. Au milieu d'une carrière qui s'annonçait si féconde, qui nous promettait encore tant d'œuvres chaque fois plus parfaites, si le ciseau s'est échappé pour toujours, hélas! de ta main désormais inerte. tu laisses cependant assez d'œuvres impérissables pour faire de ton nom un de ceux que la postérité ne saurait plus oublier. Plus qu'ailleurs, ton grand souvenir restera honoré à jamais dans ta ville natale. Le berceau de ton enfance sera le sanctuaire de ta gloire.

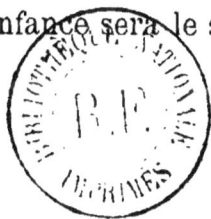

132

www.ingramcontent.com/pod-product-compliance
Lightning Source LLC
Chambersburg PA
CBHW070746210326
41520CB00016B/4596